TOURS, IMPRIMERIE DESLIS FRÈRES

LIVRET D'ÉDUCATION

CONTRE

La Tuberculose

A L'USAGE

DES ÉLÈVES DES LYCÉES, COLLÈGES ET ÉCOLES PRIMAIRES

PAR

J. BAUDRILLARD

Inspecteur de l'Enseignement primaire de la Seine

30 Leçons — 30 Questionnaires — 10 Gravures

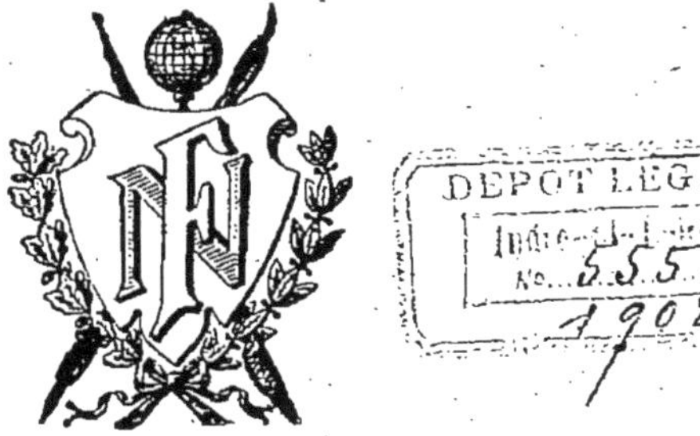

PARIS

LIBRAIRIE CLASSIQUE FERNAND NATHAN

18, RUE DE CONDÉ (6e)

PRÉFACE

On voudra bien remarquer, en lisant ce livret, le soin apporté à l'exposé des notions **élémentaires de sciences** servant de base à l'éducation antituberculeuse, — généralités sur les microbes, défenses de l'organisme, etc.

Tout d'abord l'auteur est persuadé que l'hygiène privée n'a de portée que si elle est basée sur un minimum de connaissances scientifiques : — la recommandation de mâcher lentement ne dit rien à qui s'imagine que les dents sont de pur agrément, et ne connait rien du rôle de la salive. Les soins de propreté risquent fort d'être négligés par celui qui ignore le rôle de la peau.

Ensuite, les notions **générales** exposées dans les quatre premières leçons s'appliquent non seulement à la lutte contre la tuberculose, mais encore à la lutte *contre la plupart des maladies contagieuses*. Qu'il s'agisse de scarlatine, de fièvre typhoïde ou de grippe, notre organisme réagit, et nous avons le plus grand intérêt à toujours maintenir en excellent état nos moyens de défense.

En tout cas, ces notions sont simples, et, à coup sûr, grâce aux comparaisons employées et classiques aujourd'hui — organisme et ville forte — elles sont plus faciles à comprendre et à retenir que certaines subtilités grammaticales naguère encore enseignées. Elles sont aussi plus utiles.

Je voudrais que l'on ne trouvât rien de répugnant dans quelques mots, — sueur, crachat, etc. Une susceptibilité de cette nature serait inopportune. Les choses sont ce qu'elles sont ; et, quand elles offrent du danger, il faut savoir le dire simplement ; avec bienséance, mais nettement. Les femmes, que leurs qualités de cœur plus encore que leur adresse manuelle ont faites d'incomparables gardes-malades, seraient inexcusables de trouver ces mots choquants. Je le regretterais d'autant plus que l'éducation antituberculeuse est surtout leur affaire et que cette éducation sera ce qu'elles voudront.

J. B.

Nota. — Comme un certain nombre de sujets de devoirs relatifs à la tuberculose ont été donnés déjà au C. E. P., non seulement ils ont été incorporés dans les questionnaires, mais ceux-ci ont été rédigés de façon à servir aussi bien pour des exercices écrits que pour les interrogations.

LIVRET D'ÉDUCATION
CONTRE LA TUBERCULOSE

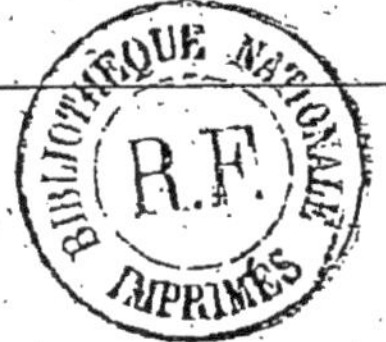

I. — Les Microbes

Peu de temps après que le vigneron a foulé son raisin dans la cuve, le liquide s'agite, une écume épaisse monte à la surface, — *le vin bout.* — Puis, le vin qui était sucré, a cessé de l'être. Le sucre est transformé en alcool. Cette transformation est due à la fermentation. — *Vous êtes-vous déjà demandé quelle était la cause de ce profond changement?*

Du bouillon a été conservé du soir au matin. Mais voilà que ce bouillon est devenu trouble et louche. Si on le goûte, il a une saveur aigre. — *Savez-vous pourquoi il a aigri?*

Vous avez acheté du lait, et, au moment de le consommer, vous constatez qu'il a tourné. Comme le bouillon, il est devenu acide. — *Quelle est donc la cause de cette transformation?*

Il n'y a pas bien longtemps qu'on est renseigné sur tous ces faits singuliers et d'autres semblables.

C'est un savant français, *l'illustre Pasteur*, qui, le premier, a vu clair dans ces questions. Il a démontré que, si le moût du raisin fermente, c'est que les grappes sont recouvertes de **petites semences**, de **petits germes** qui, introduits dans le liquide sucré, s'y multiplient, y pullulent, se nourrissant à ses dépens, et transformant le sucre — en alcool qui demeure, et — en acide carbonique qui s'en va.

Il a également prouvé que le bouillon **aigrit**, que le lait **tourne**, parce que d'autres **petits germes**, suspendus dans l'air, se déposent à la surface du liquide, et s'y multiplient en le transformant en lait acide et en bouillon aigre.

Tous ces germes sont des êtres extrêmement petits. On ne peut les voir qu'avec de bons **microscopes,** et encore en prenant beaucoup de précautions. On les appelle **microbes,** c'est-à-dire *êtres vivants très petits.* Tous sont des végétaux appartenant surtout au monde des champignons.

QUESTIONNAIRE

Que se produit-il après que le vigneron a foulé son raisin? — Que deviennent le bouillon et le lait que l'on conserve quelque temps? — Comment Pasteur a-t-il expliqué tous ces faits singuliers? — Qu'appelle-t-on *microbes?*

II. — La Contagion

Avez-vous déjà vu faire le pain? — Le boulanger mélange à sa pâte ce qu'il appelle du **levain.** Vous savez que le levain est **aigre.** Il est envahi par des milliards de **microbes** analogues à ceux qui aigrissent le bouillon où font tourner le lait. Introduits dans la pâte que vient de brasser le boulanger, ils s'y multiplient rapidement, ils la font fermenter. Ils la transformeraient vite en une grosse masse de levain aigre qui donnerait de fort mauvais pain, si la cuisson, dans le four brûlant, ne les tuait tous rapidement.

Le brasseur agit comme le boulanger. — Il a conservé de la **levure** d'une opération précédente et la répand dans le jus sucré que lui donne le mélange d'eau et d'orge germée. Or, la levure, comme le levain du pain, contient des milliards de **microbes** qui vont se multiplier dans la bière. Très rapidement, ils en feraient un liquide aigre, imbuvable, si le brasseur n'y mettait bon ordre en les tuant par le chauffage.

Dans ces deux cas, le boulanger et le brasseur introduisent des **microbes** dans des substances qui n'en contenaient pas, pour les faire fermenter. Ces opérations s'effectuaient depuis des milliers d'années sans que l'on sût bien ce que l'on faisait. C'est encore Pasteur qui expliqua comment les choses se passaient.

Mais essayons d'aller plus loin.

Un enfant vient à l'école avec les **oreillons** ou la **coqueluche**, et voilà que, quelques jours après, ses voisins ont les **oreillons** ou la **coqueluche**.

Un enfant, dans sa famille, est atteint de **rougeole** ou de **scarlatine**. Vite, on éloigne ses frères et ses sœurs, et, malgré cette précaution, il arrive souvent que la maladie les atteint.

N'avez-vous pas déjà rapproché tous ces faits ? — Ne vous semble-t-il pas que les oreillons, la coqueluche, la rougeole, la scarlatine se **communiquent** à un enfant sain par un enfant déjà malade, comme la **fermentation** — au pain, par le levain — et à la bière, par la levure ?

Il y aurait donc des **microbes** occasionnant certaines maladies, comme il y en a qui font fermenter le vin, le pain et la bière, ou tourner le lait, ou aigrir le bouillon ?

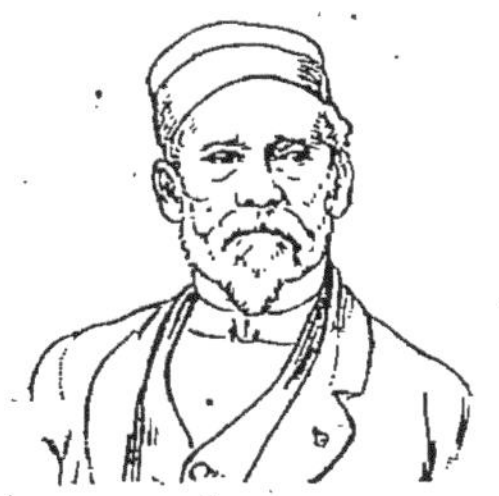

Pasteur.

En effet, **depuis Pasteur**, les savants ne doutent plus que les choses se passent ainsi.

Les maladies qui sont dues au développement d'un microbe dans notre corps sont toutes **contagieuses**, c'est-à-dire *qu'elles se transmettent d'homme à homme, et* quelquefois *d'animal à homme.*

Quel est le rôle du *levain* dans la fabrication du pain ? — Pourquoi met-on de la *levure* dans la bière ? — Quelles précautions prend-on quand un enfant est atteint de *coqueluche*, de *scarlatine*, de *rougeole* ? — *Pourquoi* ? — Qu'appelle-t-on maladies *contagieuses* ?

III. — Formes et vie des microbes

Les microbes, avons-nous dit, sont des végétaux extrêmement petits; on ne peut les voir qu'au microscope.

Les savants ont *isolé* et **montré** les microbes qui causent
la plupart des maladies contagieuses. Quelques-uns, cependant, ont échappé à leurs recherches. Ainsi personne n'a
encore vu le **microbe de la rage.** Et cependant il est certain que la rage est contagieuse puisqu'elle se transmet le
plus souvent par l'introduction de la bave d'un animal déjà
enragé dans la plaie causée par une morsure.

Les microbes sont de formes très variées.

Les uns ressemblent à **des billes,** mais à des billes si petites, si minuscules qu'un million donnerait à peine la grosseur d'une tête d'épingle.

Quelques-uns ressemblent à des **tire-bouchons;** d'autres
à des **y.**

On en connaît enfin qui sont allongés comme de petits
bâtonnets. D'un mot latin qui signifie — bâton — on les
nomme des **bacilles.** C'est un mot que nous emploierons
souvent par la suite.

La plupart des microbes se multiplient avec une rapidité
extrême **quand ils se trouvent dans des conditions favorables.**

Les microbes se rencontrent partout, et vous n'en serez
pas étonnés en vous rappelant ce qui a été dit plus haut, à
propos du lait et du bouillon. **On en trouve dans l'air,
dans l'eau.** Le sol en renferme d'immenses quantités. Nous
vivons au sein d'un véritable océan de microbes.

Voyez les précautions que prend **contre eux** le chirurgien qui va faire une opération. Il s'est lavé les mains
avec un liquide qui tue les microbes. Avec la même substance, il lave la peau qu'il va entamer, les outils qui vont
lui servir; et, pour plus de sûreté, il passe ces outils dans
une flamme très chaude. Aussitôt l'opération faite, il pose
un pansement qui arrêtera au passage les microbes que
contient l'air.

Grâce à toutes ces précautions, les opérations chirurgicales offrent beaucoup moins de danger qu'autrefois.

Pourquoi est-on certain que la rage est contagieuse? — Quelles formes différentes de microbes connaissez-vous? — Où se rencontrent les microbes? — Quelles précautions prend le chirurgien qui va faire une opération?

IV. — Lutte de notre organisme contre les microbes

Comment donc pouvons-nous vivre, ainsi environnés de microbes?

Remarquons d'abord que tous ces petits êtres ne sont pas nuisibles. Beaucoup, au contraire, sont fort utiles, et nous ne saurions nous passer de leurs services.

Ensuite, ceux qui peuvent nous nuire **sont sans action sur notre peau quand elle n'est pas blessée.** Ils ne peuvent guère pénétrer dans notre corps que **par la bouche ou le nez.**

Cependant, comme les microbes malfaisants abondent dans l'air que nous respirons, sur les aliments que nous mangeons, nous serions fort exposés, si notre organisme n'était pas armé pour lutter contre tous ces ennemis.

La façon dont s'opère cette lutte est très curieuse.

Une ville forte se défend contre ses ennemis par des **fortifications** et par une **garnison.** Notre corps, environné de toutes parts d'ennemis, a aussi des fortifications et une garnison.

Les fortifications, c'est la peau ordinaire, défense très efficace, quand la peau est intacte, **sans blessure;** c'est ensuite l'espèce de peau rouge, appelée **muqueuse,** que nous voyons dans notre bouche, sous nos paupières, dans nos narines, défense moins solide, mais encore satisfaisante si la muqueuse est en bon état.

Quant à la garnison, elle est formée d'un nombre énorme de petits **globules de couleur blanche** qui circulent avec le sang.

Mais, peut-on dire, une garnison, emprisonnée dans les veines et les artères, ressemble à des soldats qui ne pourraient quitter la ligne de chemin de fer qui les transporte. Il n'en est rien. Les **globules blancs**, appelés **leucocytes**, peuvent s'allonger, sortir des vaisseaux qui les contiennent. Dès que les microbes malfaisants ont franchi la fortification de la **peau** ou de la **muqueuse**, ils accourent, entourent les envahisseurs. Alors la lutte s'engage. Les leucocytes, s'ils sont les plus forts, **mangent** et **digèrent** les microbes. Sinon, ceux-ci pullulent, et notre corps est en proie à la maladie.

Une ville forte qui craint d'être attaquée essaie :

1° De nettoyer d'ennemis ses environs ;

2° D'entretenir en bon état ses fortifications et sa garnison.

De même, nous devons essayer :

1° De supprimer le plus grand nombre possible de microbes dangereux avant qu'ils pénètrent en nous ;

2° De tenir nos **moyens de défense** en bon état.

QUESTIONNAIRE

N'y a-t-il que des microbes dangereux? — Comment se défend une ville forte contre ses ennemis? — Quelles **fortifications** notre corps oppose-t-il à l'invasion des microbes? — Comment s'appelle sa garnison? — Comment lutte-t-elle?

V. — La tuberculose

Le nombre des maladies contagieuses **est fort considérable**. On sait mieux les combattre qu'autrefois. Certaines, comme la lèpre, la peste ou le choléra, qui terrifiaient nos pères, sont, ou bien disparues, ou devenues beaucoup moins meurtrières.

La plus redoutable à l'heure présente est la **tuberculose**.

Cette maladie peut s'attaquer à toutes les parties du corps. Mais l'organe le plus souvent atteint de beaucoup est le **poumon.**

Les poitrinaires, les phtisiques sont atteints de tuberculose des poumons.

C'est une maladie terrible, qui tue, chaque année, en France, **150.000 personnes. C'est comme si une ville de l'importance de Toulouse, ou un département des Alpes disparaissait chaque année de la carte de France.**

En 1901, la tuberculose a enlevé, à Paris, **plus de 1.000 habitants par mois, plus de 30 par jour,** et, depuis, le mal n'a fait que grandir.

Une très grande émotion s'empare de nous quand survient un incendie de théâtre, un naufrage, un accident de chemin de fer. Et pourtant ces catastrophes coûtent la vie à quelques centaines de victimes tout au plus. Et la tuberculose, qui en tue 1.000 fois plus, **chaque année,** ne nous émeut pas.

Le choléra et la peste n'ont jamais causé autant de décès que la tuberculose. L'épidémie de choléra de 1856, a tué, en France, 120.000 personnes, tandis que la tuberculose en tue 150.000, et **cela tous les ans, — plus que la guerre de 1870, qui nous a coûté 140.000 vies humaines —** quatre fois plus que la **catastrophe de la Martinique.**

Quelle est la plus redoutable des maladies contagieuses? — Combien enlève-t-elle de personnes à la France annuellement? Comparer ses ravages à ceux du choléra.

VI. — La tuberculose est contagieuse

Pendant longtemps, **on a cru que la tuberculose n'était pas contagieuse.**

C'est en 1865 que Villemin, médecin français, enseigna **qu'elle était communicable d'un malade à un individu**

sain. Il eut beaucoup de peine à faire accepter cette idée, qui, aujourd'hui, est universellement admise.

Voici deux exemples bien nets de contagion :

L'aîné d'une famille de cultivateurs contracte la tuberculose au régiment. Il revient chez lui et sa **mère** devient phtisique en le soignant. **Ses deux frères** prennent la maladie ; puis le père, qui la donne à un voisin vivant dans son intimité. Le **mari** de la voisine devient tuberculeux à son tour.

Ces sept personnes ont donc été frappées par une contagion bien facile à constater.

Une **jeune fille** rentre dans sa famille avec une phtisie contractée dans un pensionnat et dont elle meurt. Sa **sœur** cadette hérite de sa chambre et de sa garde-robe ; elle meurt phtisique. **La troisième fille,** héritant encore de la chambre et des vêtements, succombe aussi phtisique. Les parents étaient d'une bonne santé et sont restés bien portants.

Souvent **dans un atelier, dans un bureau,** il existe des places où l'**ouvrier,** l'**employé** qui les occupent ont beaucoup de chance de contracter la tuberculose.

Nous verrons plus loin comment se fait cette contagion. En tout cas, elle est fort différente de la contagion de certaines maladies (rougeole, oreillons, diphtérie), qui se manifeste au bout de peu de jours. La tuberculose, au contraire, **évolue fort lentement,** exige souvent **plusieurs années** pour être visible. A ce moment, le malade ne se souvient plus ni où ni comment il a été contagionné.

Ce rapprochement explique pourquoi on a ignoré si longtemps que la tuberculose est contagieuse.

QUESTIONNAIRE

Qui a démontré la contagiosité de la tuberculose ? — Donnez des exemples bien probants de cette contagiosité ? — Pourquoi la contagiosité a-t-elle été si longtemps méconnue

VII. — Le microbe de la tuberculose

On chercha longtemps, sans pouvoir le trouver, le microbe de la tuberculose.

Ce fut un Allemand, nommé Koch, qui le découvrit en 1883.

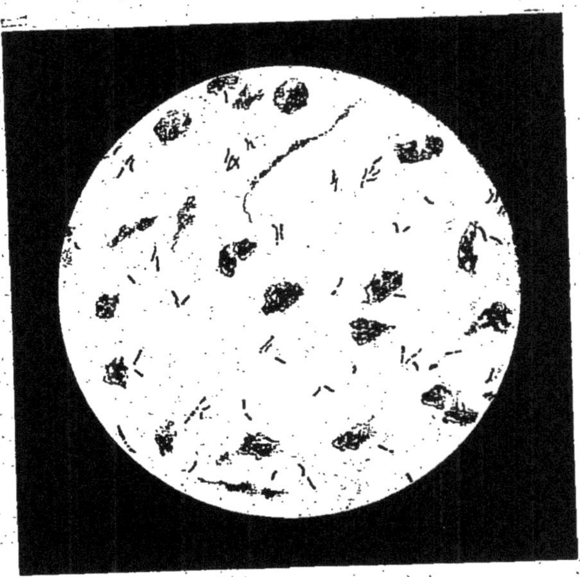

FIG. 1. — Bacilles de la tuberculose vus au microscope. Les masses noires qui les avoisinent sont des débris de poumons.

Ce microbe est un **bacille,** c'est-à-dire un bâtonnet **extrêmement petit.** Pour en faire un bâton de la grosseur d'un porte-plume, il en faudrait plusieurs milliards. Aussi comprend-on qu'un être de dimensions si faibles ait échappé longtemps aux recherches des savants.

Certains microbes se multiplient beaucoup plus vite que lui, celui du charbon, par exemple.

Cependant, si on l'injecte *sous la peau d'un cochon d'Inde*, animal pour lequel il a beaucoup de prédilection, au bout de quelques jours, chaque bacille a pu donner

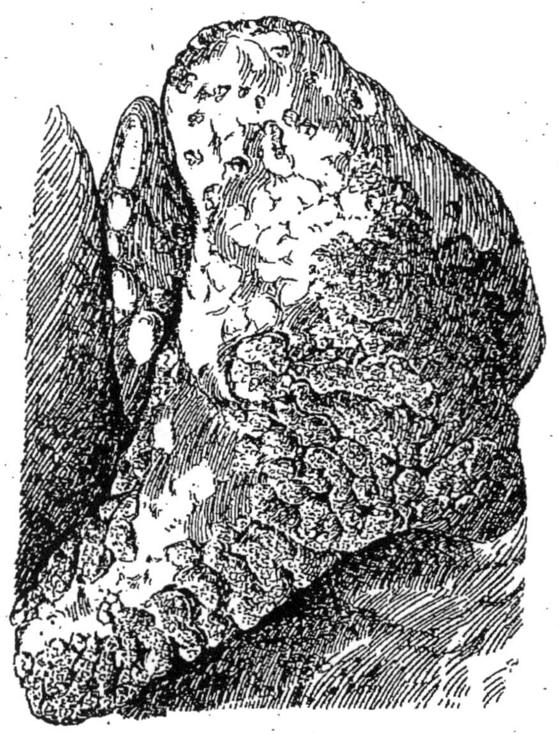

Fig. 2. — Fragment de poumon de bœuf couvert de tubercules.

naissance à *plusieurs centaines de millions* de bacilles semblables.

Voilà donc notre ennemi.

L'organe qu'il atteint de préférence est le poumon, et nous verrons pourquoi. S'il arrive à s'y fixer, il se multiplie. La lutte s'engage alors entre lui et les *leucocytes.* Elle dure longtemps, *souvent plusieurs années,* et se termine assez fréquemment par la victoire de notre organisme.

Nous verrons plus loin qu'il dépend souvent de nous que la défaite soit une très rare exception.

Pendant toute cette lutte, surtout si elle tourne à notre désavantage, les poumons atteints sont criblés de petits **tubercules**, dans lesquels pullule le bacille. C'est du mot — *tubercule* — que vient le nom de la maladie — *tuberculose*.

Peu à peu, le tissu pulmonaire est détruit; il se forme des **cavernes** dont les parois donnent une espèce de pus où grouillent *des bacilles tuberculeux*.

En même temps, le malade tousse et crache. Il est souvent pris d'une *fièvre* très forte ; il a des *sueurs* nocturnes qui l'affaiblissent beaucoup. Il *maigrit* et *perd ses forces*. C'est à ce moment d'*épuisement* que lui convient le nom de **phtisique**.

QUESTIONNAIRE

Qui a découvert le microbe de la tuberculose ? — Dites ce que vous savez de ce bacille. — Où et comment se développe-t-il ? Quelles sont les manifestations qui accompagnent ce développement?

VIII. — Le bacille se trouve dans les crachats

Nous pouvons comprendre maintenant comment le bacille de la tuberculose est disséminé partout.

Tant que le *tubercule* est **fermé**, le bacille est emprisonné et ne peut être disséminé au dehors.

Mais nous venons de voir que bientôt il se forme une *plaie* **ouverte**, puis une *caverne* qui donne un pus *farci* de bacilles. Par la toux, ces bacilles sont chassés au dehors, mêlés aux crachats. On a pu évaluer à *plus de 7 milliards* *par jour*, le nombre de bacilles rejetés par un tuberculeux pulmonaire. Par contre, on n'en a jamais rencontré, ni dans son *haleine*, ni dans ses *sueurs*.

Voici les bacilles à terre. Tant que le crachat qui les contient reste *humide*, les bacilles sont retenus et immo-

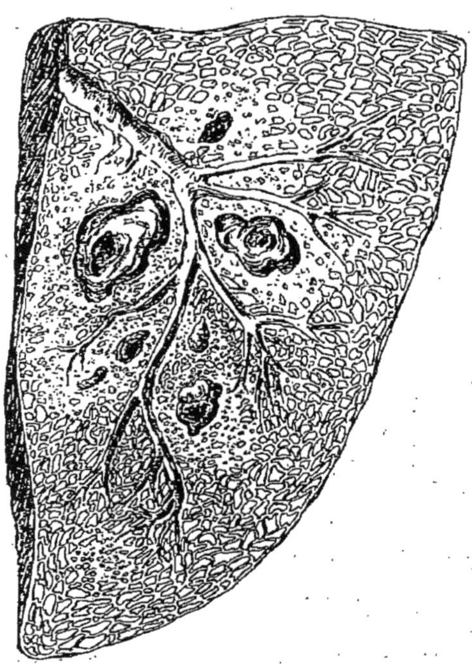

FIG. 3. — Partie de poumon montrant des cavernes creusées par la maladie.

bilisés. Mais il arrive un moment où le crachat **desséché** se transforme en une espèce de **poussière** où sont disséminés les bacilles. En cet état, un **choc** sur le parquet, un **balayage** maladroit, le plus faible **courant d'air** suffisent pour les élever dans l'air; ils y flottent jusqu'à ce qu'ils se déposent ou qu'ils soient respirés par un être vivant.

Ces poussières sont naturellement plus riches en bacilles dans les lieux où séjourne habituellement un tuberculeux.

Mais, comme ce dernier n'est pas obligé de garder la

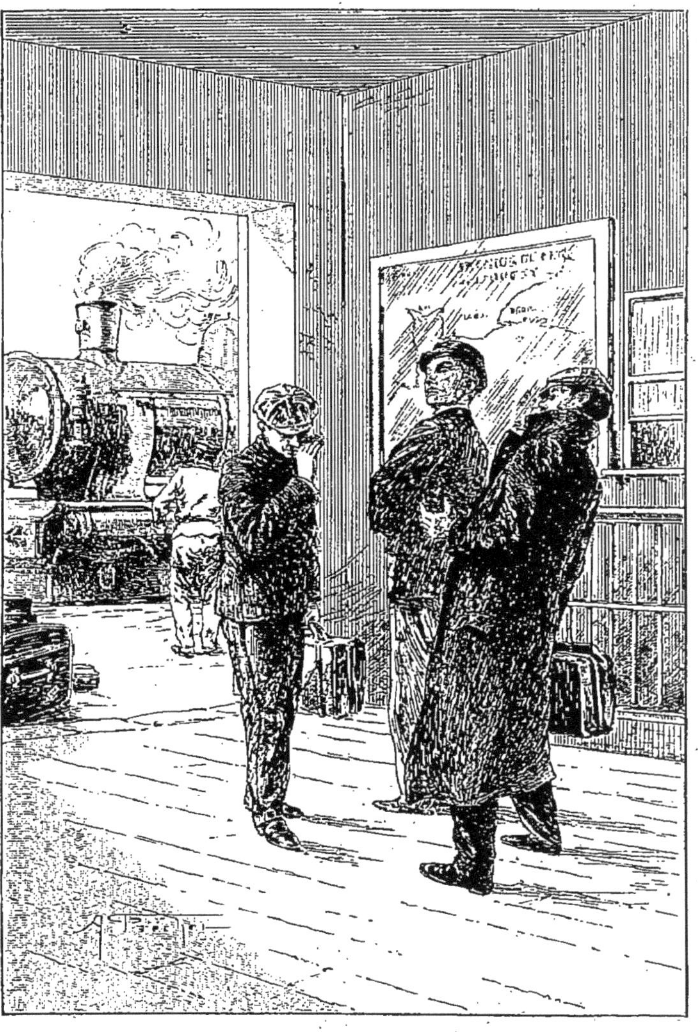

Fig. 4. — Diles donc, jeune homme ! on ne vous a donc pas appris
que c'est malpropre et dangereux de cracher à terre ?

chambre, qu'on le rencontre partout, le bacille qu'il sème en crachant se rencontre également partout.

Et comme l'air où le bacille est suspendu l'introduit dans les voies respiratoires, quoi d'étonnant alors qu'*il contagionne surtout les poumons.*

QUESTIONNAIRE

Expliquez comment le bacille se trouve disséminé dans les crachats. — Combien de bacilles un tuberculeux crache-t-il par jour? — Que devient le bacille quand le crachat est desséché? — Pourquoi les poumons sont-ils plus souvent atteints par la tuberculose que les autres organes?

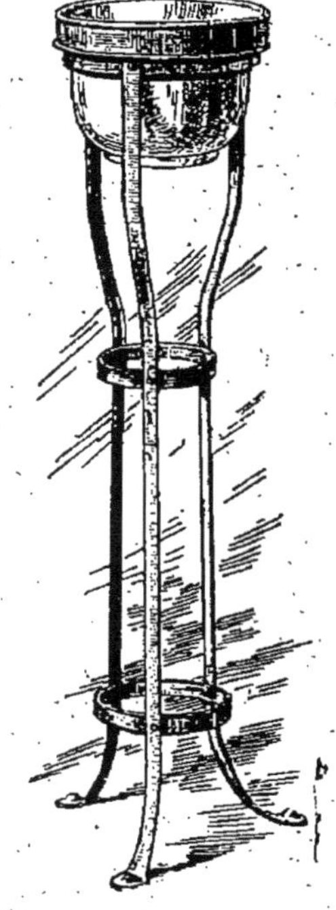

Fig. 5. — Crachoir. L'appareil est monté sur pied afin qu'on puisse s'en servir commodément.

IX. — Comment faire la guerre aux crachats

Nous connaissons maintenant notre ennemi. Nous savons où on le rencontre. Nous arriverons facilement sinon à le détruire complètement, du moins à en diminuer le nombre.

Puisqu'il est disséminé par les crachats, *faisons la guerre aux crachats.*

On ne peut songer à empêcher le malade de cracher. Mais on peut lui donner l'habitude de cracher dans un vase, appelé *crachoir,* renfermant un liquide qui tuera le bacille.

Cette idée de *crachoir* nous déplaît. Il faudra pourtant nous y habituer. Il n'est pas déjà très propre, quand on y songe, d'être obligé d'introduire dans ses poumons un air qui a déjà été respiré. Combien cette obligation paraît-elle encore plus répugnante, quand nous savons que cet air *tient en suspension des microbes,* qui sont nés hors de nous, et qui, en outre, sont fort dangereux !

Quand nous avons des crachoirs à notre disposition, n'omettons jamais de nous en servir. En tout cas, crachons le moins souvent possible ; et, dans la rue, crachons dans le ruisseau où les bacilles, restant humides, ne pourront être disséminés.

Et si, par malheur, nous devenons tuberculeux, songeons à notre responsabilité. N'oublions pas que nous n'avons pas le droit de contaminer nos semblables. Et pour ne pas les exposer à ce grave danger, ayons toujours sur nous un **crachoir de poche.** On en vend de très pratiques qui ne coûtent que 60 centimes.

QUESTIONNAIRE

Pourquoi faut-il faire la guerre aux crachats ? — Comment faire cette guerre ? — Pourquoi un tuberculeux doit-il toujours porter sur lui un crachoir de poche ?

X. — Comment faire la guerre aux poussières

Malgré toutes les recommandations qui pourront être faites au sujet des crachats, — *pendant longtemps encore,* il se rencontrera des bacilles de la tuberculose à l'état de liberté.

Or, avons-nous dit, ils ne sont dangereux que s'ils flottent dans l'air. Évitons donc de les soulever, et faisons la guerre aux poussières sur lesquelles ils flottent, *comme la dépêche attachée à l'aile du pigeon voyageur.*

Au lieu de balayer à sec, nous nous servirons d'un *chiffon mouillé,* de *sable* ou de *sciure* également mouillés.

Au *plumeau,* nous substituerons le *linge humide.*

Nous débarrasserons autant que possible nos appartements des tentures et tapis, qu'on a pu appeler de vrais nids à microbes.

Cette influence des poussières sur l'évolution de la tuberculose est très certaine. En avril 1901, le professeur Lannelongue a rendu compte, à l'Académie des Sciences, de l'influence de la respiration de poussières très chargées de microbes, sur des cobayes à qui on avait injecté une solution tuberculeuse. La **mortalité fut beaucoup plus rapide** chez les animaux qui avaient respiré les poussières que chez ceux qui n'avaient eu à leur disposition que de l'air sans poussières.

Dans certaines industries, les poussières sont très abondantes. Aussi les ouvriers se couvrent-ils la bouche et le nez d'**un masque** qui arrêtent les poussières au passage.

Comme la tuberculose peut atteindre les **voies digestives** et surtout les **intestins**, nous demanderons à nos fournisseurs de ne plus exposer aux poussières, ce qui est malpropre et dangereux, les viandes, légumes, fruits, etc., qu'ils mettent en **étalage**.

En attendant que nous l'obtenions, il sera prudent de laver ou de faire cuire les denrées achetées dans ces conditions.

QUESTIONNAIRE

Comment les poussières transportent-elles les bacilles de la tuberculose? — Comment doit-on balayer, essuyer la poussière? — Que pensez-vous des tentures et des tapis? — Racontez l'expérience du professeur Lannelongue. — Quelles précautions doit-on prendre contre les poussières qui couvrent les denrées alimentaires prises à l'étalage?

XI. — Autres précautions
contre la tuberculose intestinale

Certains animaux, surtout le **bœuf** et la **vache,** peuvent devenir tuberculeux.

Dans les villes, on ne peut tuer le bétail qu'à l'abattoir, où des vétérinaires examinent les animaux abattus. Si la viande peut être dangereuse pour la santé publique, **elle est détruite immédiatement.**

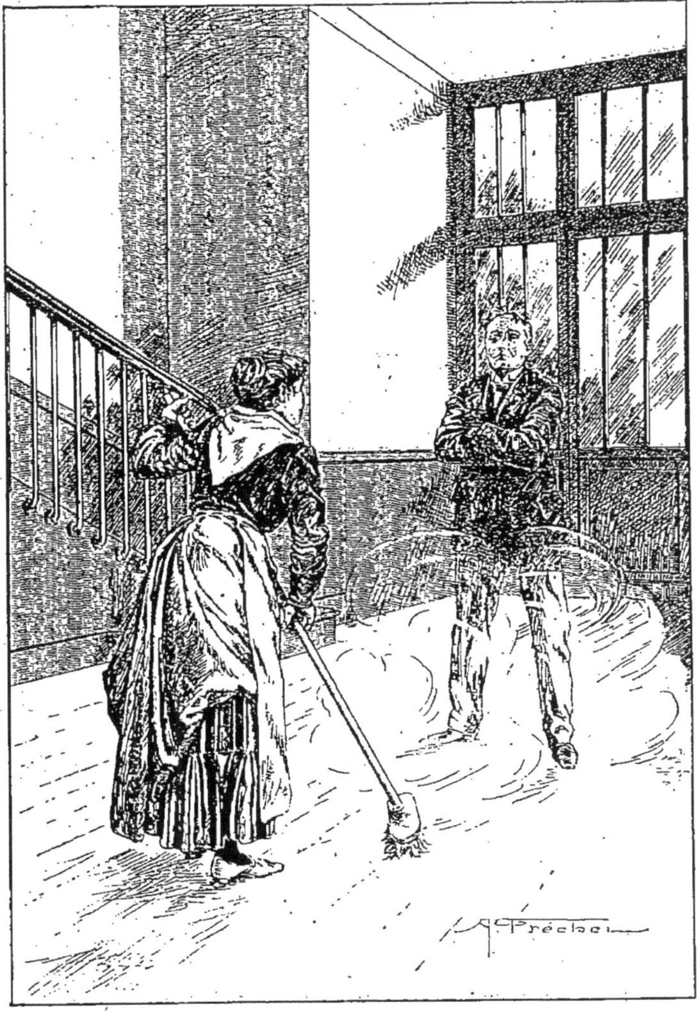

Fig. 6. — Voyons, Marie, je vous ai dit cent fois qu'avec votre poussière vous soulevez une armée de microbes ! Prenez donc un linge humide !

Mais ces vétérinaires, malgré le soin qu'ils apportent à leur examen, peuvent se tromper.

D'autre part, dans les campagnes, l'abatage du bétail n'est pas surveillé, et une grande quantité de la viande tuée à la campagne est envoyée dans les grandes villes où elle n'est pas examinée.

Il convient donc de la faire **cuire convenablement** pour assurer la destruction des bacilles qu'elle peut contenir.

Le lait peut communiquer la tuberculose.

Il arrive quelquefois, en effet, que les vaches malades ont des tubercules aux mamelles. Alors le bacille peut se mêler au lait. On se garantit de tout danger de contamination en faisant bouillir le lait.

Pendant longtemps, les vacheries situées à l'intérieur des grandes villes ont été, pour le bétail qu'elles recevaient, **des foyers de contamination.** Depuis que ces étables sont strictement surveillées, leur état sanitaire s'est beaucoup amélioré, et la tuberculose n'y sévit plus que **très exceptionnellement.** Cependant, comme on n'est jamais bien certain que le lait qui en sort n'a pas été mélangé avec du lait de provenance inconnue, **il convient encore de le faire bouillir.**

QUESTIONNAIRE

Connaissez-vous des animaux qui peuvent devenir tuberculeux? — Que fait-on dans les villes munies d'abattoirs? — Cette précaution existe-t-elle dans les campagnes? — Pourquoi faut-il faire cuire la viande? — Pourquoi faut-il faire bouillir le lait? — Pourquoi les étables des grandes villes sont-elles moins insalubres qu'autrefois?

XII. — Vitalité du bacille tuberculeux

Le bacille de la tuberculose **peut être détruit.** Il est, en effet, assez peu résistant, sauf quand il se trouve à l'ombre, dans un crachat desséché. En ce cas, il reste vivant **pendant plusieurs mois.**

Mais **l'eau bouillante** le tue en **une minute.** Une température de **70°** le tue en **dix minutes.** De l'acide phé-

nique à 3 0/0 le détruit encore. Soumis à des vapeurs d'*acide sulfureux* provenant de la combustion de 60 grammes de soufre par mètre cube, il meurt également. Les lessives de **carbonate de soude** (*la carbonade des épiciers*) lui sont aussi très peu favorables.

Mais la lumière, et surtout celle du soleil, est l'ennemie des microbes. Le **soleil**, a-t-on dit, **est le grand tueur de microbes.** Exposé à ses rayons, le bacille tuberculeux **meurt en quelques heures.**

Aussi, dans le choix d'un logement, devrons-nous tenir grand compte de l'exposition. De même, pour éviter les poussières de la rue dans les villes, nous choisirons un appartement aussi élevé que possible au-dessus du rez-de-chaussée.

Mais il pourra arriver que ce logement, cet appartement, cette maison aient été habités par un tuberculeux, et nous avons dit plus haut que, dans ces conditions, les bacilles étaient toujours fort abondants.

On devra donc, avant d'emménager, **désinfecter soigneusement** son nouveau logement. Les parquets seront lavés, on fera changer les papiers, on brûlera du soufre avec abondance après avoir bouché hermétiquement portes et fenêtres. Dans les villes où il existe un service de désinfection, **on y aura recours.**

QUESTIONNAIRE

Comment peut-on tuer le bacille de la tuberculose? — Comment peut-on appeler le soleil? — Quelles précautions devons-nous prendre pour choisir un appartement? — Quelles précautions devons-nous prendre avant de l'habiter?

XIII. — Il faut respirer par le nez

Toutes ces précautions ne produiront leur effet que peu à peu. *Il est donc certain* que notre ennemi pourra souvent se trouver en suspension dans l'air que nous respirons.

Notre corps, comme la ville assiégée à laquelle nous

l'avons comparé, n'aurait-il pas une espèce de *fort avancé* qui puisse arrêter le bacille au passage?

Ce moyen de défense existe. C'est le nez, *par lequel nous devrions toujours respirer*.

Les cavités nasales, avec leurs *parois humides* et tous *leurs replis*, avec les *poils* qui les tapissent, forment une espèce de barrière pour les poussières et les particules solides qui flottent dans l'air. Il semble que la cavité nasale *filtre*, pour ainsi dire l'air, et interdit aux microbes de pénétrer plus avant.

En outre, le liquide épais qui recouvre les parois de cette cavité *tue assez rapidement le bacille*.

Remarquons que les tout jeunes enfants respirent naturellement par le nez. Ils sont même fort gênés quand un rhume de cerveau les oblige à respirer par la bouche.

Pourquoi donc sommes-nous assez imprudents, assez peu soucieux de notre santé, pour ne pas toujours respirer comme le veut la nature, c'est-à-dire par le nez?

Cette habitude est d'autant plus salutaire que les cavités nasales, en même temps qu'elles arrêtent poussières et microbes, réchauffent l'air et préservent ainsi les poumons du refroidissement.

QUESTIONNAIRE

Expliquer le rôle du nez dans la respiration? — Comment respirent les tout jeunes enfants? — Comment devrions-nous respirer?

XIV. — Rôle des bronches

En respirant par le nez, nous arrêtons au passage la plupart des bacilles. Mais quelques-uns cependant peuvent franchir l'obstacle.

D'autre part, nous ne pouvons manquer de respirer quelquefois par la bouche.

Allons-nous donc être envahis par le bacille?

Non, car notre organisme a encore une défense à lui opposer.

Vous connaissez la ***trachée-artère,*** ce conduit cartilagineux qui se divise en deux **bronches** d'abord, puis en un nombre énorme de **ramifications** de plus en plus fines, aboutissant chacune à un petit **sac** ou **alvéole** pulmonaire. A l'ensemble, on a donné le nom d'**arbre pulmonaire,** à cause de sa ressemblance avec un arbre dont le tronc serait en haut, les branches en bas.

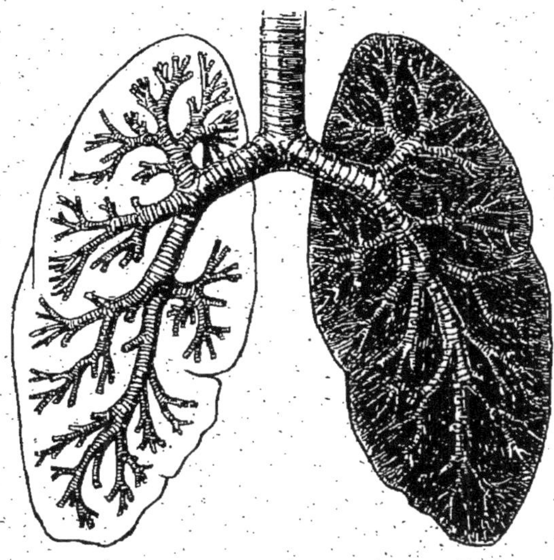

Fig. 7. — Arbre pulmonaire. A gauche, la substance du poumon a été supprimée pour que les ramifications des bronches apparaissent mieux.

Or l'intérieur de cet arbre est tapissé de petits poils appelés **cils vibratiles,** parce qu'ils ressemblent aux cils des paupières et sont toujours en vibration ou en mouvement. Ces mouvements des cils vibratiles **poussent vers le dehors** les particules solides qu'ils arrêtent au passage. De sorte que, si notre arbre pulmonaire n'a pas perdu, à un endroit quelconque, sa garniture de cils vibratiles, il y a de sérieuses chances pour que les bacilles de la tuberculose soient d'abord **arrêtés,** puis **repoussés à l'extérieur.**

La toux et certaines maladies détruisent cette protection. Si nous ne pouvons pas grand'chose contre les maladies, nous pouvons beaucoup pour modérer la toux. Car on peut, **quand on veut,** sinon ne pas tousser du tout, du moins **tousser peu** et **avec modération.**

Que dirions-nous d'un commandant de place forte qui détruirait lui-même un rang de palissades plantées pour gêner le passage de l'ennemi?

Nous agissons aussi peu sagement quand nous toussons au moindre **picotement** dans la gorge, surtout quand nous toussons **avec force et persistance.**

QUESTIONNAIRE

Décrivez l'arbre pulmonaire. — Comment cet arbre peut-il arrêter les bacilles? — Comment faut-il tousser et pourquoi?

XV. — Utilité de respirer profondément

Enfin, supposons le bacille introduit dans un sac ou alvéole pulmonaire. **Si nos poumons sont sains, si nous savons respirer,** il peut être ramené à l'extérieur avant de s'être multiplié, avant que les **leucocytes** aient eu à intervenir.

On a remarqué que la plupart des **blessures** ou **lésions** tuberculeuses du poumon débutaient par le haut ou le sommet de l'organe. Or beaucoup de personnes respirent mal, à **demi-poumons,** pour ainsi dire. Et, dans ce cas, c'est précisément le sommet du poumon qui est le moins gonflé d'air.

Que des bacilles y pénètrent à la suite d'une inspiration profonde accidentelle, **ils y restent comme oubliés.** Autour d'eux, l'air ne se renouvelle pas, le sang circule peu. Ils sont dans d'excellentes conditions pour se développer.

Prenons donc l'habitude de **respirer largement, profondément à pleins poumons.** Nos poumons seront sans cesse baignés d'air renouvelé. Ainsi la circulation pulmonaire sera active et le bacille ne se développera pas facilement.

Pourquoi le sommet du poumon est-il plus souvent atteint que le reste de l'organe? — Montrez l'utilité des inspirations profondes?

Résumé. — La tuberculose est évitable

Nous savons donc maintenant comment **diminuer** *le nombre de nos ennemis et même comment les* **supprimer** *complètement.*

Rappelons les moyens énumérés :

1° Faire la guerre aux crachats qui contiennent le bacille ;

2° Faire la guerre aux poussières qui transportent le bacille ;

3° Détruire le bacille de nos appartements par la désinfection ;

4° Détruire les bacilles des viandes ou du lait.

En outre, nous savons comment empêcher d'entrer dans nos voies respiratoires ou comment expulser ceux qui n'auraient pu être détruits par les moyens exposés ci-dessus.

Il suffit souvent pour cela :

1° De respirer par le nez ;

2° De tousser le moins possible et avec modération;

3° De respirer profondément.

En suivant tous ces conseils, nous avons les plus **sérieuses chances de ne pas être atteints par la tuberculose, maladie très évitable.**

XVI. — La tuberculose se guérit souvent d'elle-même

La tuberculose est **évitable**. Nous allons montrer qu'elle est *guérissable* ou **curable** d'elle-même, sans intervention du médecin.

Quand le bacille, malgré toutes les défenses énumérées plus haut, a réussi à s'installer dans une partie du poumon et a commencé à multiplier, la lutte s'engage de suite entre les *leucocytes* et lui. Il ne faudrait pas croire que, même à ce moment, tout soit désespéré.

Très fréquemment, au contraire, il arrive que cette lutte se termine à notre avantage, sans que notre santé ait paru altérée, *sans même que nous nous en soyons doutés.*

Un médecin de l'hospice de Bicêtre a fait de nombreuses autopsies de vieillards morts d'autres maladies que la tuberculose, et il a constaté que 60 0/0 avaient été tuberculeux, et même très gravement, et *s'étaient guéris spontanément.*

M. Brouardel, ancien doyen de la Faculté de Médecine de Paris, a trouvé que 50 0/0 des sujets de plus de trente ans, amenés à la Morgue à la suite d'accidents et de suicides, étaient guéris ou en voie de guérison de la tuberculose.

Toutes les recherches sur ce sujet ont donné les mêmes résultats.

C'est ce qui fait dire à M. Duclaux, directeur de l'Institut Pasteur, que, loin d'être incurable, la tuberculose est, au contraire, la maladie **la plus facile à guérir**; celle que l'organisme se charge lui-même de *mener à bien* dans **l'immense majorité des cas.**

QUESTIONNAIRE

Que se passe-t-il quand le bacille commence à se multiplier dans les poumons? — Qu'a-t-on constaté sur les vieillards morts à Bicêtre? — Sur les morts amenés à la Morgue? — Que dit M. Duclaux de la curabilité de la tuberculose?

XVII. — Pourquoi meurt-on de la tuberculose?

Nous avons comparé notre corps à une place forte. Nous avons vu que cette place forte était fort bien organisée et supérieurement défendue dans la plupart des cas.

Cependant, si des millions de Français se défendent victorieusement contre le bacille et repoussent ses attaques, **cent cinquante mille** sont pourtant **vaincus** par lui et **meurent annuellement.**

Pourquoi cette différence dans la résistance à la maladie? Il est facile de l'expliquer.

Tout ce qui diminue la vigueur de notre corps, la force de nos organes, — nous **prédispose,** d'abord, à toutes les contagions, et surtout à la contagion tuberculeuse, — puis nous **désarme** dans la lutte qui suit cette contagion.

Les deux grands alliés de la tuberculose sont :

L'alcoolisme;

Les logements insalubres.

Nous allons étudier leur action.

QUESTIONNAIRE

Des millions de Français résistent victorieusement au mal, pourquoi? — Cent cinquante mille Français, chaque année, meurent tuberculeux, pourquoi? — Quels sont les deux alliés de la tuberculose.

XVIII. — L'alcoolisme et la tuberculose

On a dit que l'alcool **faisait le lit** de la tuberculose, qu'il était son **fourrier.** — M. Brouardel affirme qu'il est **son pourvoyeur.** — Enfin on connaît le proverbe : **la phtisie se prend sur le zinc.**

Dans une statistique publiée en 1901, le professeur Lanceraux a étudié plus de 2.000 cas de tuberculose. Il en a attribué **56 0/0** à l'alcoolisme.

Est-ce à dire que l'alcool **crée**, dans le corps, le bacille tuberculeux? En aucune façon. Mais il désarme l'orga-

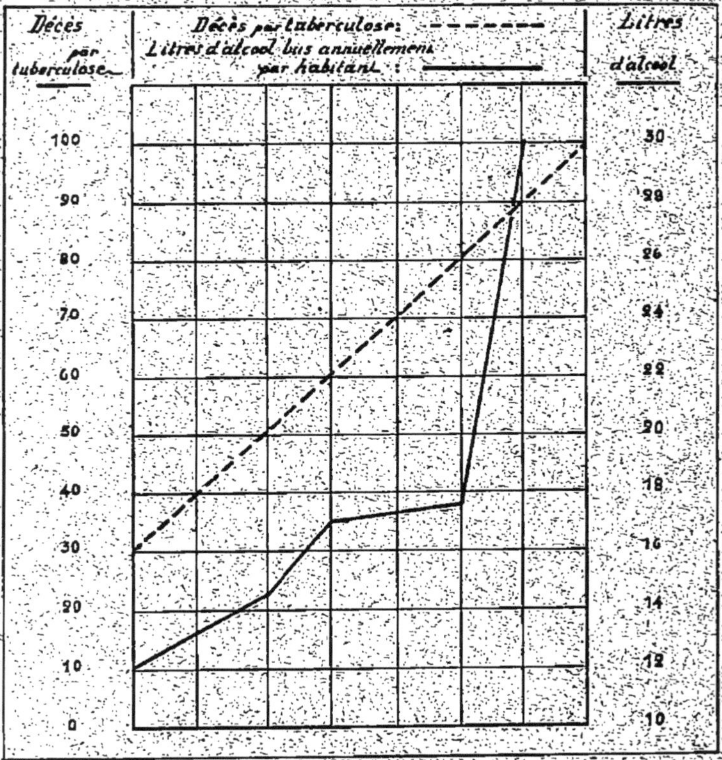

Fig. 8. — Graphique montrant que les décès par tuberculose s'accroissent en même temps que la consommation de l'alcool (d'après le professeur Brouardel).

nisme. Et le bacille, mal combattu, pullule et cause les plus graves désordres.

Rappelons rapidement comment on devient alcoolique.

Celui qui boit modérément à ses repas du vin, de la bière ou du cidre n'a rien à craindre. C'est l'usage de l'alcool, surtout *l'usage habituel*, si modéré soit-il, qui est dangereux.

L'homme qui contracte cette habitude, celui encore qui prend de *l'absinthe* ou des *apéritifs*, détériore son estomac, son foie, ses reins, son système nerveux. Tous ses organes sont en mauvais état, les *globules blancs* — les leucocytes dont nous avons déjà parlé, — sont sans force, et, dans ces conditions, la lutte contre le microbe envahisseur *ne peut être que désastreuse.*

C'est pourquoi tant *d'alcooliques* deviennent *phtisiques.*

C'est pourquoi encore un des meilleurs modes de lutte contre la tuberculose, c'est la lutte antialcoolique.

A Bruxelles, sur 1.000 décès de garçons de café, 666, soit les 2/3, sont dus à la tuberculose.

En Angleterre, la mortalité par tuberculose des garçons de cabaret est deux fois et demie plus forte que la mortalité moyenne.

QUESTIONNAIRE

Rappeler quelques proverbes sur les rapports de l'alcool et de la tuberculose. — L'alcool crée-t-il le bacille? Que fait-il alors? — Quelle est la mortalité par tuberculose des garçons de café à Bruxelles et en Angleterre.

XIX. — Influence des logements insalubres

L'habitation dans un logement insalubre est encore une cause fort importante *d'affaiblissement* et par suite de *prédisposition.*

Un logement est insalubre quand *l'air* et le *soleil* n'y entrent qu'insuffisamment. Un proverbe persan dit : « Quand l'air et le soleil pénètrent rarement dans une maison, *le médecin y vient souvent.* »

Nous avons vu l'action du soleil sur les bacilles de la

tuberculose. Il les tue en quelques heures. Et comme il tue également tous les microbes, on peut dire qu'il est le **grand purificateur,** le **meilleur désinfectant.**

Habiter une chambre où ne vient jamais le soleil, c'est donc s'exposer, presque à coup sûr, à y vivre au sein d'une masse énorme d'ennemis, et courir de grandes chances d'être vaincu par eux.

Nous le serons d'ailleurs d'autant plus certainement que l'air que nous respirons sera moins souvent renouvelé.

L'air qui s'échappe de nos poumons est loin d'être identique à celui qui y a pénétré. Il a perdu une forte partie de son oxygène, ce gaz indispensable à la vie ; et, en même temps qu'il s'appauvrissait en oxygène, il s'enrichissait en **acide carbonique,** gaz impropre à la respiration.

On comprend donc qu'un logement mal éclairé, peu aéré, soit malsain.

QUESTIONNAIRE

Quand un logement est-il insalubre? — Pourquoi le soleil est-il le meilleur désinfectant? — Comparez l'air **inspiré** et l'air **expiré.**

XX. — Logements insalubres
par notre faute

Mais un logement même bien exposé et bien aéré peut être malsain **si on le tient toujours clos,** si l'on ne renouvelle pas l'air fréquemment, **en ouvrant largement les fenêtres.**

Or, beaucoup de personnes ont une **véritable terreur de l'air,** dès qu'il est un peu froid, dès qu'à l'extérieur il y a humidité ou brouillard.

Et pourtant nos poumons sont faits pour respirer de l'air pur. Et, si nous respirons par le nez, peu importe que l'air soit froid.

Combien de personnes cependant se **calfeutrent** à la moindre toux, respirant, **des semaines entières,** un air confiné ? Quoi d'étonnant que, soumis à une hygiène aussi déplorable, leurs poumons soient peu résistants aux attaques du microbe ?

Nous verrons plus loin que l'aération, **jour et nuit**, des locaux habités par les tuberculeux est le premier remède et un des plus efficaces contre la maladie.

Souvenons-nous que les poumons se portent d'autant mieux qu'il y circule plus abondamment **un air pur et vivifiant.**

Souvenons-nous également que l'air d'une chambre **habitée et close** se vicie avec une très grande rapidité.

Et, par suite, **assurons l'aération, pendant la nuit, de la chambre à coucher, où nous passons un tiers au moins de notre existence.**

QUESTIONNAIRE

Comment un logement salubre peut-il devenir insalubre par notre faute? — Que pensez-vous des gens qui se calfeutrent au moindre rhume? — Quelles précautions devons-nous prendre au sujet de notre chambre à coucher ?

XXI. — Influence du surpeuplement

Un local, — chambre, appartement, salle — peut être de bonne taille et cependant devenir fort insalubre, s'il est **surpeuplé,** c'est-à-dire si le nombre de ses habitants est exagéré.

C'est dans les logements surpeuplés que **sévit surtout la tuberculose.**

D'abord, l'air y est fréquemment vicié, et nous venons de voir l'influence de cette situation.

Ensuite, si plusieurs personnes habitent une même chambre et que l'une d'elles contracte la tuberculose, il est bien difficile que les autres soient préservées.

M. le professeur Brouardel nous fait d'un logement ouvrier le tableau suivant :

« Un ouvrier, vivant à l'aise dans une ou deux chambres avec sa femme et ses enfants, est pris de tuberculose. Sa femme le soigne avec beaucoup de dévouement. Elle lutte pour subvenir aux besoins de la famille; les ressources s'épuisent, la maladie s'aggrave, la misère s'abat avec ses privations sur les enfants et la mère. Bientôt cette dernière tombe, contagionnée par son mari ; tous deux prennent le chemin de l'hôpital ; les enfants sont recueillis par l'Assistance publique ; mais déjà ils portent en eux le germe de la maladie : ils sont voués à la mort ou aux infirmités. »

Cette question du surpeuplement a été étudiée à Budapesth, capitale de la Hongrie, et l'on y est arrivé aux constatations suivantes :

Chambres habitées :

      Par 1 à 2 personnes. Mortalité 20
      — 3 à 5 — — 29
      — 6 à 10 — — 32
      Par plus de 10 personnes 79

Il est du reste bien difficile de tenir propre un logement encombré.

« Qui n'a pas été médecin du bureau de bienfaisance, dit le D⁣ʳ Séailles ; qui n'a pas, à toute heure du jour et de la nuit, franchi le seuil de cette unique chambre, souvent mal aérée, sans lumière, sans soleil, ne peut se faire une idée du désordre, de la saleté quelquefois repoussante qui règnent dans ces réduits de l'agglomération. C'est dans ces chambres que l'on cuisine, que l'on mange, que l'on dort. Les mouches et autres parasites, attirés par les détritus, voltigent ou courent de tous côtés, transportant avec eux et semant partout le bacille de Koch, qui pullule dans d'excellents milieux de culture. C'est là que nos malades toussent, qu'ils crachent, qu'ils maigrissent et qu'ils meurent. S'ils y vivaient seuls, le mal serait moins grand. Le phtisique est laissé seul, en général, tout le jour ; il tousse, il crache, à terre ; il est facile dès lors de comprendre le danger que vont courir les enfants rentrant de l'école ou les travailleurs rentrant pour prendre du repos. On profite de ce moment pour faire semblant de nettoyer la pièce, on balaie, et des crachats desséchés s'élève le microbe, suspendu dans l'air ; il est inhalé et déposé dans les bronches, porte d'entrée la plus commune de cette maladie. »

Il est facile de comprendre que la transmission de la tuberculose des parents aux enfants qui vivent dans le même milieu est assez fréquente.

Aussi, a-t-on cru longtemps, — à *tort*, du reste, — que la tuberculose est **héréditaire**.

Qu'est-ce qu'un logement surpeuplé? — Que se produit-il souvent dans un ménage d'ouvriers qui comprend un tuberculeux? — Que dit le D' Séailles des logements surpeuplés?.— Quel est le remède au surpeuplement? — Pourquoi a-t-on cru longtemps à l'hérédité de la tuberculose?

XXII. — Les alcôves. — Les lits bretons

On peut habiter un logement suffisamment vaste, ensoleillé et aéré, sain en un mot, et y vivre de manière peu hygiénique.

Nous avons dit plus haut que la chambre à coucher doit être ventilée, même la nuit.

Or que diriez-vous d'une personne ou d'un ménage qui, disposant d'une chambre à coucher convenable, y organiserait, **dans un coin, un réduit étroit et sombre,** et s'y renfermerait toutes les nuits, sous prétexte qu'il y fait chaud et qu'on y dort mieux?

Pourtant, beaucoup de Français placent leur lit **dans une alcôve** fermée par des portes ou des rideaux. Le jour, l'air ne peut se renouveler dans cette espèce d'armoire. La nuit, les personnes dont nous parlons sont souvent assez peu sages **pour s'enfermer complètement.** Peut-on pousser plus loin l'ignorance des connaissances les plus élémentaires en hygiène?

Il existe une province, en France, où cette néfaste habitude est générale. C'est la Bretagne.

Le lit breton est un meuble meurtrier. Il a causé, à coup sûr, plus de morts parmi la population bretonne que toutes les guerres avec les Anglais, dans lesquelles le marin breton a toujours montré tant de vaillance, que toutes les tempêtes qui sévissent si souvent sur les côtes du pays.

Le lit breton est une armoire en bois, fermé en avant par des balustrades et des rideaux. La même armoire contient **plusieurs lits superposés,** dans lesquels couche toute la famille. Que la tuberculose attaque un de ses membres, et bientôt les autres seront contaminés!

Quoi d'étonnant, dans ces conditions, que la Bretagne soit

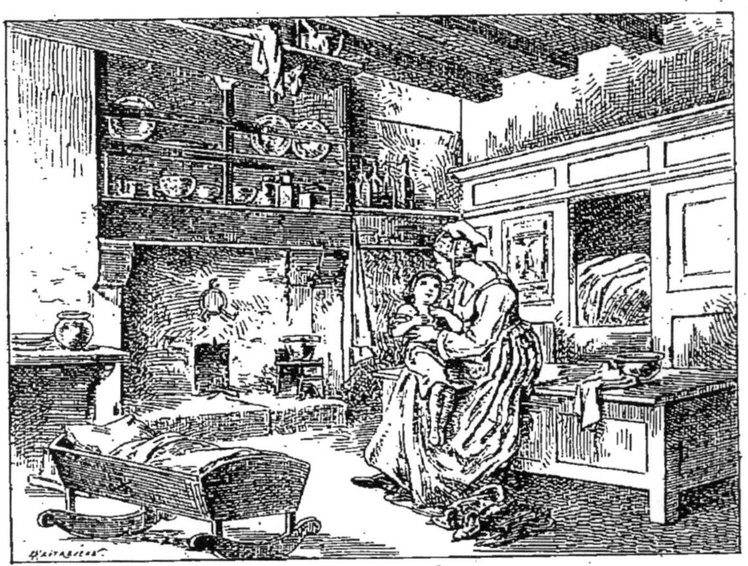

Fig. 9. — Un intérieur breton.

une des provinces de la France *les plus cruellement frappées par le fléau?*

QUESTIONNAIRE

Que pensez-vous des alcôves? Décrivez le lit breton. — Quelle est la province française la plus éprouvée par la tuberculose et pourquoi?

XXIII. — Autres locaux accidentellement insalubres

Enfin, il existe des lieux de réunion qui sont accidentellement surpeuplés. Le séjour dans ces endroits, surtout *s'il est prolongé,* est très nuisible, quand une aération suffisante n'est pas établie.

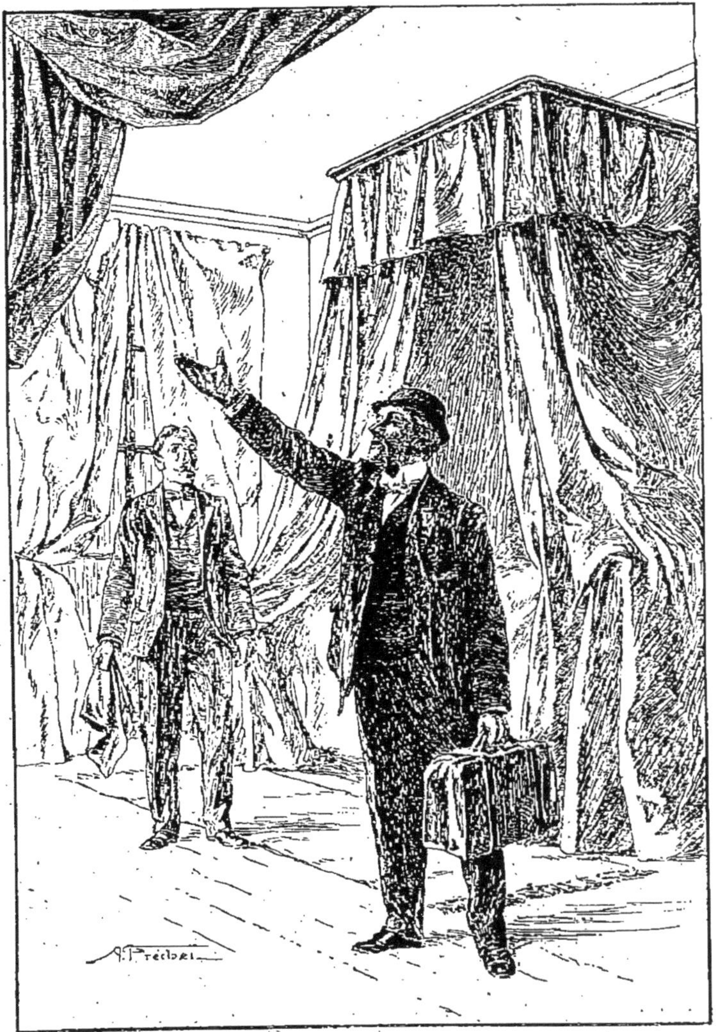

Fig. 10. — L'HÔTELIER : Vous n'êtes pas content de cette chambre : c'est pourtant la plus belle, la mieux garnie de l'hôtel en rideaux et tapis.

LE VOYAGEUR : Justement, toutes ces tentures sont des nids à microbes, et je file ailleurs.

Croit-on, par exemple, qu'il soit sain de demeurer des heures entières dans un compartiment de chemin de fer *hermétiquement clos?*

Le séjour dans les *omnibus,* dans les *tramways,* quand les vitres sont fermées, ne va pas non plus sans inconvénients.

Les *théâtres* actuels, surtout à Paris, sont mieux aérés qu'autrefois, mais ils sont cependant des milieux peu hygiéniques, en raison de ce que le soleil n'y pénètre jamais.

Les hôtels ne sont pas toujours suffisamment aérés. En outre, leurs chambres sont garnies de trop de rideaux, de tentures, de tapis, etc.

Voyez les précautions que prennent les chefs d'internat d'ouvrir tous les jours les fenêtres des *dortoirs* où couchent les élèves. En outre, ils ne peuvent installer, dans chaque pièce, qu'un certain nombre de lits, déterminé par les dimensions de la pièce.

Enfin, *dans les écoles,* à peine les élèves ont-ils quitté la classe, les fenêtres sont toutes grandes ouvertes, quel que soit le temps qu'il fait au dehors.

QUESTIONNAIRE

Que pensez-vous du séjour dans un compartiment fermé de chemin de fer, dans un tramway, dans un omnibus? — Quelle précaution prend-on dans les internats pour renouveler l'air des dortoirs? — Dans les écoles pour aérer les classes?

XXIV. — Comment on soignait la tuberculose autrefois

Voici une personne atteinte de tuberculose pulmonaire. Le bacille a pénétré en elle. Les *globules blancs ont combattu vaillamment.* Mais, malgré leurs efforts, la maladie progresse et menace, au bout d'un temps plus ou moins long, d'emporter le malade.

Il n'y a pas bien longtemps, le tuberculeux était le plus

souvent victime de son affection, car les soins qu'il recevait avaient pour premier effet de **diminuer sa force générale de résistance**.

On agissait comme **l'organisateur d'un convoi de secours** à une ville **assiégée** qui lui enverrait des **farines avariées**, du **biscuit gâté** et, en outre, des **nouvelles décourageantes**.

Sous prétexte de combattre la toux qui l'agitait, le malade était calfeutré dans une pièce dont on se gardait de renouveler l'air. Quelle force de résistance pouvaient conserver des poumons ainsi traités !

Pour remédier à la fièvre, on recommandait une **alimentation très légère**, presque la **diète**. Le malade, éprouvé du reste, par un séjour dans un milieu confiné, perdait bientôt tout appétit et s'affaiblissait de jour en jour.

Au surplus, l'estomac était fatigué de remèdes de toute espèce dirigés contre la toux, la fièvre, les sueurs, qui n'étaient que des effets du mal et **non le mal lui-même**.

Enfin, comme la médecine d'alors croyait la tuberculose incurable, le malade devinait rapidement, à l'air contristé de son entourage, la nature de son mal. Il s'abandonnait au désespoir et ne réagissait à aucun degré.

Dans ces conditions, il était vite perdu.

QUESTIONNAIRE

Comment soignait-on les tuberculeux autrefois ? — Comment combattait-on la toux ? la fièvre ? — Que devenait l'appétit du malade ? — Pourquoi son moral n'était-il pas bon ?

XXV. — Comment on soigne maintenant la tuberculose

On a cherché et on cherche encore un **remède** qui guérisse **directement** et **rapidement** la tuberculose, comme on sait guérir la rage ou la diphtérie.

Koch, le savant qui vit le premier le bacille de la maladie, crut avoir découvert un liquide dont l'injection sous la peau était efficace contre la maladie. Malheureusement, il s'était trompé, et son remède, loin de guérir, précipitait souvent la marche du mal.

Mais, si la médecine moderne ne connaît pas de remède **spécial** contre la tuberculose, elle sait cependant fort bien guérir le malade, **tout simplement en aidant son organisme dans sa lutte contre le bacille.**

Après les notions qui précèdent, il est, en effet, facile de prévoir qu'il suffira d'augmenter la force de résistance des organes attaqués pour qu'ils soient vainqueurs de leurs adversaires.

On donnera donc au malade beaucoup d'air. **Jour et nuit, *il respirera de l'air pur.***

«Le renouvellement de l'air des chambres, dit M. Brouardel, doit être **permanent de jour et de nuit,** quelles que soient la température et l'inclémence de la saison. »

Le malade apprendra à **respirer largement,** à résister à l'envie de tousser.

En outre, comme la tuberculose **use *vite*** celui qui en est atteint, on mettra son organisme en état de réparer ses pertes par la **suralimentation,** c'est-à-dire par une nourriture très copieuse.

De plus, pour éviter l'usure dont il vient d'être parlé, le malade se **reposera** longtemps et souvent. Son séjour au lit sera prolongé. Il restera ensuite étendu le plus longtemps possible dans une pièce au soleil.

Enfin, le médecin et l'entourage du tuberculeux s'efforceront de lui communiquer leur certitude de **la curabilité de la maladie.**

Quelques mois de ce régime :

Aération,

Suralimentation,

Repos,

Guérissent une tuberculose **de début** et améliorent sensiblement une tuberculose **plus avancée.** Cette dernière, avec des soins continus, peut également guérir, **car la tuberculose est curable à toutes les périodes.**

QUESTIONNAIRE

Connait-on un remède qui guérisse rapidement la tuberculose? — Comment la médecine moderne guérit-elle en quelques mois cette maladie? — Influence de l'aération, de la suralimentation, du repos.

XXVI. — Précautions à prendre quand on soigne un tuberculeux

Avant tout, il convient de défendre contre la contagion ceux qui entourent le malade.

Rappelons que le bacille n'existe ni dans *l'air expiré*, ni dans *les sueurs*. On ne le rencontre que dans les crachats.

Ceux-ci seront donc recueillis dans un crachoir renfermant un liquide stérilisant. Le crachoir sera lavé dans de l'eau bouillante additionnée de carbonate de soude (carbonade des épiciers).

Le malade ne devra jamais cracher dans **un mouchoir.** Et comme, en toussant, il pourra disséminer le bacille, *les linges seront stérilisés.*

On ne **balaiera jamais à sec,** et l'on remplacera l'époussetage par des essuyages au **linge humide.**

La chambre du tuberculeux devra être désinfectée une fois par semaine au moins.

Les repas ne seront jamais pris dans cette pièce.

Le malade et les personnes qui le soignent ou l'approchent seront tenus dans un état de **propreté irréprochable.**

La bouche et la gorge seront surveillés tout spécialement.

Que doit-on faire des crachats d'un tuberculeux? — Quelles précautions doit-on prendre au sujet de la propreté de la chambre? — Où devra-t-on prendre les repas? — Que convient-il de faire au sujet de la propreté personnelle du malade?

XXVII. — Les Sanatoriums

Bien qu'un tuberculeux puisse être soigné **efficacement à domicile ;** cependant sa guérison est plus certaine s'il a pu être admis dans un établissement spécial ou **sanatorium.**

Ces maisons sont déjà assez nombreuses en Allemagne où, comme nous le verrons par la suite, elles ont amené une amélioration *fort sensible* de la santé publique.

La France, jusqu'ici en possède assez peu. Mais il s'en crée de nouveaux de jour en jour, et l'on peut espérer que, dans quelques années, notre retard sur l'Allemagne sera fortement atténué.

Dans un sanatorium, la cure consiste, comme pour les soins à domicile, dans

l'**aération,**

la **suralimentation,**

le **repos.**

Il y règne **une** *discipline inflexible.* Aussi le malade suit-il rigoureusement le régime qui convient à son état.

Les personnes atteintes de tuberculose ne doivent donc concevoir **aucune apprébension, aucune répugnance,** à entrer dans un sanatorium. Au contraire, si elles en connaissent un où elles aient des chances d'être admises, elles doivent faire toutes les démarches nécessaires pour y entrer.

Elles y seront mieux soignées que chez elles.

En outre, elles éviteront de **contaminer** leur entourage sans que leur séjour au sanatorium expose au mal les localités voisines, car, dans une maison de ce genre bien tenue, il ne peut sortir aucun bacille. Tous sont détruits à mesure qu'ils sont émis.

QUESTIONNAIRE

Qu'appelle-t-on sanatorium ? — Comment la cure est-elle conduite dans un sanatorium ? — Que doit essayer de faire un tuberculeux ? — Les sanatoriums sont-ils dangereux pour les localités où ils sont établis ?

XXVIII. — Mesures générales contre la tuberculose. — Méthode anglaise

L'Angleterre a surtout essayé de prévenir le mal, en diminuant les causes d'affaiblissement de l'organisme, en fortifiant l'individu.

Le logement insalubre surtout a été combattu.

Les villes ont droit d'inspection des maisons au point de vue sanitaire. Elles possèdent une notice sur chacune de ces maisons, indiquant ce qu'elle vaut, si des épidémies y sont nées ou y ont sévi. La loi les oblige à démolir les logements insalubres. Elles peuvent même supprimer les bâtiments qui enlèvent *le jour et l'air* à d'autres maisons.

Ajoutons qu'en Angleterre, la *lutte contre l'alcoolisme* est vivement menée et donne déjà des résultats, que l'ouvrier anglais se *nourrit* bien et abondamment.

Tous ces faits expliquent que la tuberculose ait beaucoup diminué en Angleterre. Or, il y a plus de cinquante ans, ce pays était littéralement décimé.

Voici l'échelle régulièrement décroissante qu'a suivie en Angleterre la mortalité par la tuberculose :

De 1860 à 1864........	25 décès pour 10.000 habitants	
— 1865 à 1869........	25,4 —	—
— 1870 à 1874........	22,2 —	—
— 1875 à 1879........	20,8 —	—
— 1880 à 1884........	18,2 —	—
— 1885 à 1889........	16,4 —	—

Après cinquante ans de lutte, *pour 41 millions d'habitants* l'Angleterre ne perd plus que **65.000 habitants** de tuberculose annuellement.

La France, *pour 39 millions* d'habitants, en perd 150.000.

Quand *nous perdons* trois *tuberculeux, les Anglais* en *perdent un seulement.*

Que vise l'Angleterre dans la lutte contre la tuberculose ? — A quoi fait-elle la guerre ? — Quels sont les droits des villes ? —

Quels sont les résultats donnés par cette méthode? — Comparer les mortalités anglaise et française par la tuberculose.

XXIX. — Mesures générales contre la tuberculose. — Méthode allemande

En Allemagne, on combat le fléau par un tout autre système. On cherche surtout à *créer des sanatoriums* et à y envoyer les tuberculeux *dès la période de début.*

Cette méthode a aussi donné de bons résultats.

Ainsi, dans une statistique portant sur plus de 2.500 malades :

85 0/0 environ seraient sortis guéris ou améliorés ;

9 0/0 seraient restés stationnaires ;

6 0/0 seraient décédés ou auraient vu leur état s'aggraver.

Il est intéressant de comparer la mortalité par tuberculose *dans les grandes villes,* en Allemagne et en France.

Voici, sur ce point, une statistique fort éloquente :

	Pour 10.000 habitants	
	Allemagne	France
De 1880 à 1886, morts de tuberculose....	34,3	?
— 1887 à 1893, —	28,9	28,2
— 1894 —	25,5	35
— 1895 —	24,9	36,1
— 1896 —	23,4	35,2
— 1897 —	23	33,7

Alors qu'en France la mortalité par tuberculose *dans les grandes villes* reste à peu près stationnaire, en Allemagne, elle diminue régulièrement, et, dès maintenant, elle est très inférieure à la mortalité française.

Pour une ville comme Paris, elle donnerait annuellement, une économie de 3.000 vies humaines environ.

Quand la **France** perd trois **tuberculeux,** l'**Allemagne** en perd **deux seulement.**

Comment combat-on le fléau en Allemagne? — Quelles proportions de guérisons donne cette méthode? — Comparez la mortalité par tuberculose des grandes villes en Allemagne et en France? — Combien pourrait-on économiser de vies humaines, à Paris seulement, en suivant le système allemand?

XXX. — La lutte en France

Nous avons vu que notre pays paie annuellement un tribut de *150.000* décès à la tuberculose.

On évalue à *500.000* environ le nombre des tuberculeux malades vivant sur notre territoire.

Une loi récente va permettre de faire, comme en Angleterre, la *guerre aux logements insalubres.*

De tous côtés, on crée des *sanatoriums.*

Et, comme ces établissements coûtent cher, on organise des *consultations*, des *dispensaires*, où les tuberculeux de début, ceux qui sont facilement guérissables, reçoivent des soins et des conseils.

Grâce à ces mesures générales, on peut espérer que la France cessera de payer la cruelle redevance qu'elle acquitte chaque année.

Mais *il dépend de nous,* de chacun de nous, *que cet heureux résultat soit atteint très vite.*

Nous savons que la tuberculose est contagieuse, que le bacille de la contagion se trouve surtout dans les crachats.

Abstenons-nous *rigoureusement* de cracher à terre; ne craignons pas de *propager cette habitude — de propreté et d'hygiène — autour de nous.*

Nous savons que le bacille serait souvent impuissant, s'il ne trouvait un organisme débilité, affaibli par *l'alcoolisme,* par la *respiration habituelle d'un air confiné,* par le *séjour dans un logis malsain.*

Abstenons-nous donc rigoureusement d'alcool. Habituons-nous à respirer largement, à pleins poumons. Recherchons l'air pur, la vive lumière, le **bon soleil, tueur de microbes.**

Autant que nous le pouvons, choisissons une habitation saine. Et nous le pourrons souvent, si, au lieu de permettre au marchand de vins, en lui portant notre argent, d'avoir un café luxueux, étincelant de lumières, nous consacrons cet argent à mieux nous loger.

Et si, par malheur, la maladie nous frappe, n'oublions pas qu'elle est une des plus guérissables qui soient, que nous avons en nous une *légion* de défenseurs qui la vaincront, pour peu que nous sachions les y aider, **en suivant rigoureusement les prescriptions de la médecine moderne.**

QUESTIONNAIRE

Combien existe-t-il en France de tuberculeux malades? — Que fait-on et que se dispose-t-on à faire dans notre pays contre le fléau? — Que doit faire chacun de nous en particulier pour échapper au mal? — Pour en guérir, s'il est atteint?

Résumé : La tuberculose est curable

La tuberculose se guérit très fréquemment d'elle-même.

Cette guérison spontanée serait encore plus fréquente, si nous vivions toujours hygiéniquement.

Nous diminuons notre force de résistance à la maladie par **l'alcoolisation, le séjour dans des logements insalubres, mal aérés, mal éclairés, surpeuplés.**

Les tuberculeux se soignent soit à domicile, soit dans les sanatoriums, par :

L'aération ;

Le repos ;

La suralimentation.

On a pu dire que la tuberculose est **la plus guérissable des maladies.**

TABLE DES MATIÈRES

Tours, imp. DESLIS FRÈRES, rue Gambetta, 6.

RÉPUBLIQUE FRANÇAISE

LIBERTÉ — ÉGALITÉ — FRATERNITÉ

PRÉFECTURE DE POLICE

AVIS

Paris, le 10 août 1901.

Il est expressément recommandé *de ne pas cracher sur la voie publique* pour prévenir tout danger de propagation de la tuberculose et d'autres maladies contagieuses.

Le *Préfet de Police,*
LÉPINE

(Délibération du Conseil Municipal de Paris, en date de 8 juillet 1901.)

RECOMMANDATIONS

*Publiées sur l'avis du Comité permanent de défense contre les Épidémies
et de la Société de préservation contre la Tuberculose.*

La Tuberculose est plus évitable que beaucoup d'autres affections contagieuses, le phtisique n'étant dangereux que par ses crachats qui renferment par milliers le germe de la maladie, le **bacille** de la Tuberculose.

Desséchés, mélangés aux poussières, les crachats des phtisiques portent partout le bacille tuberculeux.

Ce bacille attaque tous les organes, mais frappe de préférence les poumons dans lesquels il pénètre avec l'air de la respiration (poitrinaires, phtisiques).

Tout crachat est suspect, car, à première vue, rien ne prouve qu'il ne contient pas de bacilles.

Malgré sa gravité, la Tuberculose est **GUÉRISSABLE** à tous les degrés.

MOYENS DE PRÉSERVATION

1° Contre les germes provenant des crachats :

Le crachoir hygiénique;
La désinfection des appartements, linges, vêtements, etc.;
La suppression du balayage à sec;
La protection des substances alimentaires contre le dépôt des poussières.

2° Contre les germes provenant des animaux tuberculeux :

L'ébullition ou la stérilisation du lait;

La cuisson suffisamment prolongée de la viande.

3° Contre la prédisposition :

Une bonne hygiène qui permette à nos organes de conserver vis-à-vis des microbes le pouvoir de résistance que leur feraient perdre le surmenage, les excès, les intempéries atmosphériques, l'insalubrité du logement et surtout l'alcoolisation.

SOCIÉTÉ PHILANTHROPIQUE DES VOYAGEURS ET REPRÉSENTANTS — Annuaire 1902

DIXIÈME ANNÉE

SOCIÉTÉ PHILANTHROPIQUE

DES

VOYAGEURS ET REPRÉSENTANTS

D'Indre-et-Loire

APPROUVÉE PAR ARRÊTÉS PRÉFECTORAUX EN DATES
DES 23 MARS 1892, 16 NOVEMBRE 1894, 8 MAI 1899

Médaille de Bronze à l'Exposition Nationale de Tours 1892
Médaille d'Argent à l'Exposition Internationale de Dijon 1898
Médaille d'Or à l'Exposition Universelle 1900

ANNUAIRE 1902

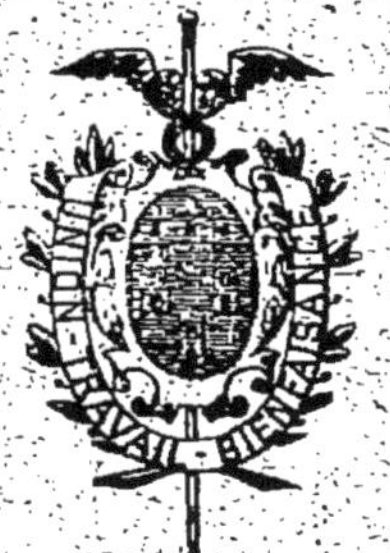

SIÈGE SOCIAL

4, Place du Grand-Marché, 4

TOURS